Lynda AOUDIA

Assinaturas moleculares do cancro da mama

Lynda AOUDIA

Assinaturas moleculares do cancro da mama

Correlação entre mamografia e ultrassom

ScienciaScripts

Imprint

Any brand names and product names mentioned in this book are subject to trademark, brand or patent protection and are trademarks or registered trademarks of their respective holders. The use of brand names, product names, common names, trade names, product descriptions etc. even without a particular marking in this work is in no way to be construed to mean that such names may be regarded as unrestricted in respect of trademark and brand protection legislation and could thus be used by anyone.

Cover image: www.ingimage.com

This book is a translation from the original published under ISBN 978-620-6-71281-7.

Publisher:
Sciencia Scripts
is a trademark of
Dodo Books Indian Ocean Ltd. and OmniScriptum S.R.L publishing group

120 High Road, East Finchley, London, N2 9ED, United Kingdom
Str. Armeneasca 28/1, office 1, Chisinau MD-2012, Republic of Moldova, Europe
Printed at: see last page
ISBN: 978-620-7-68475-5

ASSINATURAS MOLECULARES DO CANCRO DA MAMA: CORRELAÇÃO MAMOGRAFIA-ULTRASSOM

LYNDA AOUDIA

PREÂMBULO

A classificação molecular dos cancros da mama define subgrupos de cancro com perfis moleculares distintos e diferentes prognósticos e respostas ao tratamento.

Foram efectuados estudos sobre o aspeto imagiológico de cada subtipo de tumor: os radiologistas devem estar familiarizados com estes aspectos para adaptar o tratamento de um subtipo agressivo.

À luz dos conhecimentos actuais, são observados com muito maior frequência: massa espiculada com halo ecogénico periférico no subtipo luminal A; distorção arquitetural no subtipo luminal B; massa irregular com bordo indistinto contendo microcalcificações, com interface abrupta na ecografia no subtipo HER2; massa lobulada com bordo indistinto ou microlobulado, muito hipoecóica, com interface abrupta, por vezes pseudobenigna, no subtipo triplo-negativo.

O objetivo deste livro é proporcionar uma compreensão da classificação molecular do cancro da mama e das estratégias terapêuticas adaptadas a cada perfil tumoral, bem como ilustrar os aspectos mamográficos e ecográficos de cada subtipo tumoral.

Professora Lynda AOUDIA

ÍNDICE DE CONTEÚDOS

INTRODUÇÃO

O cancro da mama é uma doença altamente heterogénea com diferentes perfis moleculares, dependendo da presença ou ausência de receptores de estrogénio (ER) e de receptores de progesterona (PR), e da amplificação ou não do gene HER2 (Human Epidermal Growth Fator Type 2 Recetor). Por conseguinte, os cancros têm prognósticos e respostas diferentes ao tratamento [1, 2].

A imagiologia desempenha um papel importante no diagnóstico, no estadiamento, no tratamento e no acompanhamento das doentes com cancro da mama, podendo também ajudar a prever os subtipos moleculares do cancro da mama, de modo a orientar a gestão.

Os perfis de expressão permitiram definir tumores com diferentes prognósticos, abrindo caminho para estratégias terapêuticas adaptadas ao perfil tumoral e até para a previsão da resposta terapêutica. Os subtipos mais agressivos de cancro da mama são mais difíceis de diagnosticar - algumas características imagiológicas mimetizam lesões benignas e podem, por isso, ser negligenciadas na imagiologia padrão.

1. LEMBRETE ANATÓMICO

O tecido glandular mamário é constituído por cerca de vinte lóbulos. Cada lóbulo é composto por 20 a 40 lóbulos, cada um com um ducto galactóforo, para o qual drenam os ductos secundários, cada um conduzindo a uma unidade terminal ducto-lobular (UTLD), constituída por um ducto terminal, que recolhe vários ácinos (fig. 1). O alvéolo ou acinus tem a forma de um pequeno saco arredondado. Microscopicamente, é constituído por dois tipos de células, as células epiteliais secretoras de leite e as células mioepiteliais responsáveis pela contração, que repousam sobre uma membrana basal em contacto direto com os capilares sanguíneos (fig. 1).

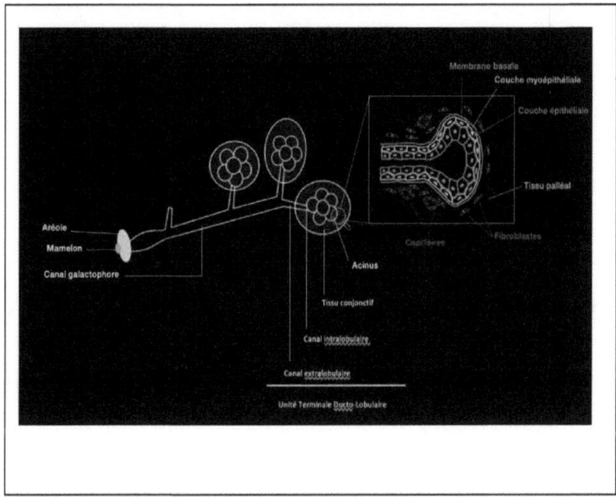

Fig. 1: Representação esquemática dos componentes do tecido da glândula mamária.

2. ANTECEDENTES HISTOLÓGICOS

Cerca de 95% dos tumores malignos são carcinomas, o que significa que se desenvolvem a partir das células epiteliais dos ductos e lóbulos mamários. Os sarcomas e os linfomas são raros e as metástases intramamárias são excepcionais [3].

2.1. Estadio do cancro da mama

Existem várias fases no desenvolvimento do cancro da mama, carcinoma in situ e carcinoma invasivo (fig. 2).

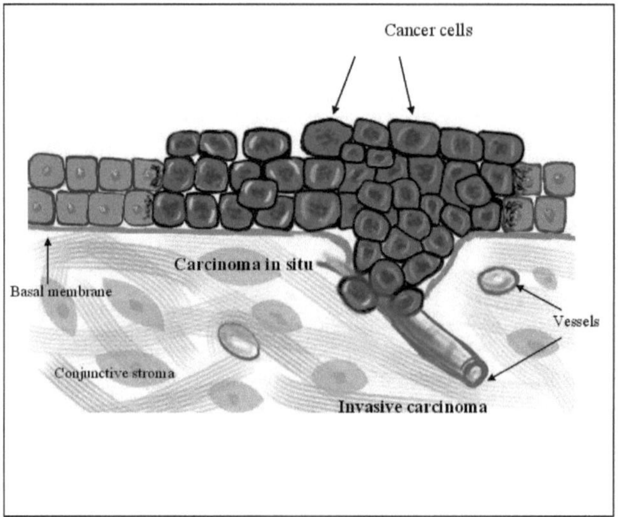

Fig. 2: Carcinoma da mama in situ e invasivo.

2.1.1. Carcinoma in situ

O cancro in situ é definido como uma proliferação de células tumorais malignas limitadas ao interior de estruturas epiteliais normais e que não atravessaram a membrana basal, sem potencial metastático.

2.1.2. Carcinoma invasivo

O carcinoma invasivo é uma proliferação celular que, tendo atravessado a membrana basal, se infiltra no tecido mamário circundante. Entre as numerosas entidades histológicas reconhecidas pela OMS, destacam-se dois grandes grupos: a forma inespecífica, anteriormente denominada carcinoma ductal infiltrante, que representa cerca de dois terços de todos os cancros infiltrantes, e as outras formas ditas específicas [3].

2.2. Grau histopronóstico

São avaliados três parâmetros e pontuados de 1 a 3 para determinar o grau histológico do tumor:

1. A arquitetura do cancro infiltrado pode ou não reproduzir a arquitetura de uma mama normal,
2. o aspeto dos núcleos, o grau de anisonucleose ou a extensão das desigualdades nucleares; este aspeto é estimado através da indicação da percentagem de núcleos regulares ou irregulares e monstruosos (0 a 25%; 25 a 50%; mais de 50%),
3. o número de mitoses em 10 campos microscópicos com uma ampliação de 400.

A soma das pontuações dá um total de 3 a 9, definindo três graus: 3 a 5 corresponde ao grau I com um prognóstico favorável, 6 a 7 ao grau II com um prognóstico moderado e 8 a 9 ao grau III com um prognóstico mais mau. Ellis e Eston modificaram a pontuação de Scarff-Bloom-Richardson (SBR) para melhorar a reprodutibilidade (tabela 1) [4].

Différenciation architecturale	Proportion de structures tubulo-glandulaires dans la tumeur	
	Score 1	Bien différencié (> 75 % de la tumeur)
	Score 2	Moyennement différencié (10 à 75 %)
	Score 3	Peu différencié (< 10 % de la tumeur)
Pléomorphisme nucléaire	Atypies nucléaires	
	Score 1	Noyaux réguliers entre eux et de taille inférieure à 2 fois la taille de noyaux de cellules normales
	Score 2	Critères intermédiaires
	Score 3	Noyaux irréguliers avec anisocaryose ou de taille supérieure à 3 fois celle de noyaux normaux, avec nucléoles proéminents
Mitoses	Comptage des mitoses sur 10 champs au fort grossissement, rapporté au diamètre du champ (abaque de Elston et Ellis, ici pour 0,57 mm de diamètre)	
	Score 1	0 à 9 mitoses
	Score 2	10 à 18 mitoses
	Score 3	> 18 mitoses
Grade histopronostique	Score total obtenu en additionnant les 3 items	
I	3 à 5	Pronostic favorable
II	6-7	Pronostic intermédiaire
III	8-9	Pronostic défavorable

Tabela 1. Grau histopronóstico de Scarff Bloom Richardson modificado por Elston e Ellis [4].

2.3. Classificação molecular

O cancro da mama é uma doença altamente heterogénea com diferentes perfis moleculares, dependendo da presença ou ausência de receptores de estrogénio (ER) e receptores de progesterona (PR), e da amplificação ou não do gene HER2 (Human Epidermal Growth Fator Type 2 Recetor), com diferentes prognósticos e respostas ao tratamento [5-7]. Esta classificação foi descrita pela primeira vez por Prat e Pérou em 2000 [8]. Foi estabelecida com base em dados genéticos sobre tumores da mama (fig. 3) (tabela 2).

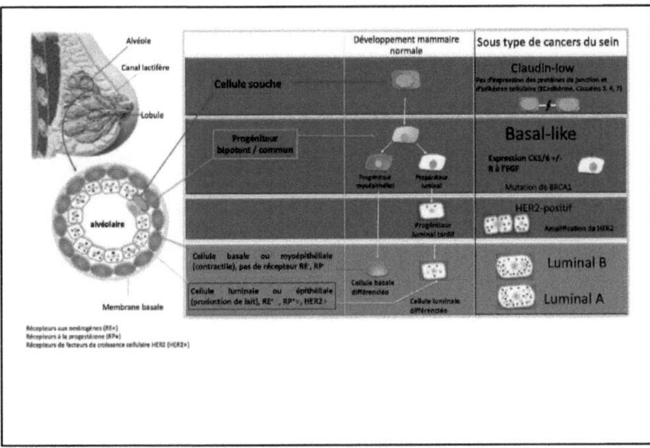

Fig. 3: Hipótese de desenvolvimento do tumor de acordo com os subtipos moleculares do cancro da mama segundo Prat [8].

Sous type moléculaire	Immunohisto-chimie	Incidence	Pronostic	Thérapie
Luminal A	RE $^+$, RP $^+$, HER2$^-$ Ki 67 bas < 20 %	50 - 60 %	Bon	Hormonothérapie
Luminal B	RE $^+$, HER2$^-$ Ki 67 élevé ≥ 20 % / RP	10-20%	Intermédiaire	Hormonothérapie
Luminal B-Like	RE $^+$, HER2$^+$, Quelque soit RP et Ki 67		Intermédiaire	Chimiothérapie / Anti / Hormonothérapie
HER 2 +	RE$^-$, RP $^-$, HER2$^+$	15 - 20 %	Péjoratif	Chimiothérapie
Triple-Négatif	RE$^-$, RP $^-$, HER2$^-$	10 - 20 %	Péjoratif	Chimiothérapie

Tabela 2. De acordo com o Consenso Internacional de Peritos de St. Gallen de 2013 [9].

2.3.1. Luminal tipo A

Representa 50-60% dos cancros da mama. Caracteriza-se por uma expressão elevada dos genes do recetor de estrogénio (ER) e do recetor de progesterona

(PR), uma expressão elevada dos genes regulados pelo ER (GATA-3, FOX A1, etc.), uma expressão baixa dos genes relacionados com a proliferação e a ausência de sobreexpressão do HER2. O P53 está mutado em 13% dos casos. Este tipo molecular expressa proteínas provenientes de células localizadas em direção ao lúmen dos ductos, daí o nome "luminal". Imunohistoquimicamente, este tipo corresponde a carcinomas infiltrantes que expressam ER e RP com um índice de proliferação Ki67 baixo, inferior a 14% (fig. 4).

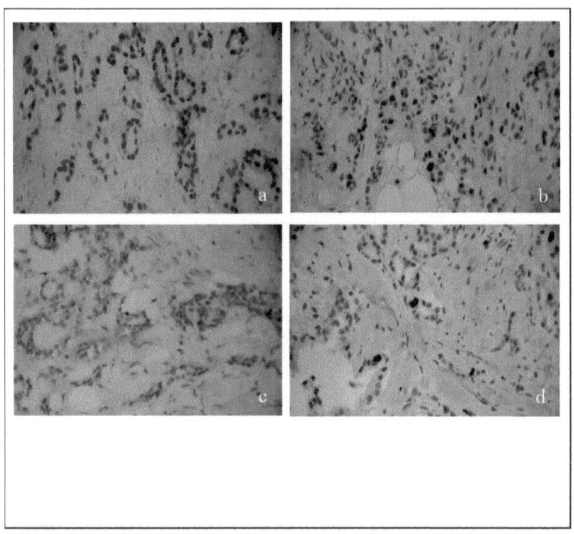

Fig. 4. Luminal A. (a) Imuno-histoquímica de ER, ER positivo. (b) Imuno-Histoquímica RP,RPpositivo . (c)   Imunohistoquímica HER2, sem sobreexpressão de HER2. (d) Imunohistoquímica Ki 67, Ki67= 6%.

2.3.2. Luminal tipo B

Representa cerca de 20% dos cancros da mama. Em comparação com o grupo luminal A, apresenta uma expressão mais baixa dos genes ER, uma expressão mais baixa dos genes regulados pelo ER (GATA-3, FOX A1, etc.) e uma expressão elevada dos genes relacionados com a proliferação. O p53 está mutado em 66% dos casos. Em termos de fenótipo, este tipo corresponde a um carcinoma infiltrante que exprime RE e RP, com ou sem sobreexpressão de HER2 e um índice de proliferação Ki67 mais ou menos elevado, superior a 14% (fig. 5).

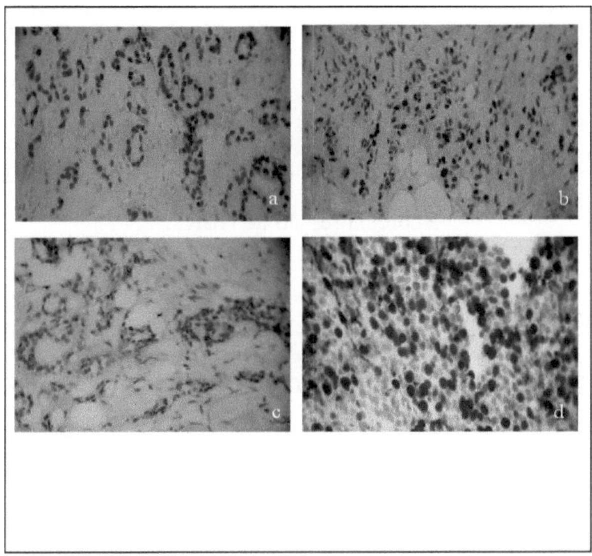

Fig. 5. Luminal B. (a) Imuno-histoquímica de ER, ER positivo. (b) Imuno-
(b) Histoquímica RP, RP positivo. (c) Imunohistoquímica HER2, sem
sobreexpressão de HER2.(d) Imunohistoquímica Ki 67, Ki67= 60%.

2.3.3. Tipo HER2

O cancro HER2 representa 10% dos cancros da mama. Caracteriza-se pela sobreexpressão e amplificação do gene HER2 no cromossoma 17q12, pela sobreexpressão da oncoproteína Her2 e pela ausência de expressão dos genes relacionados com o ER. O p53 está mutado em 71% dos casos. Imunohistoquimicamente, este tipo corresponde a um carcinoma infiltrante que não expressa o ER, com HER2 Score 3+ ou 2+ em FISH, independentemente do Ki67 (fig. 6).

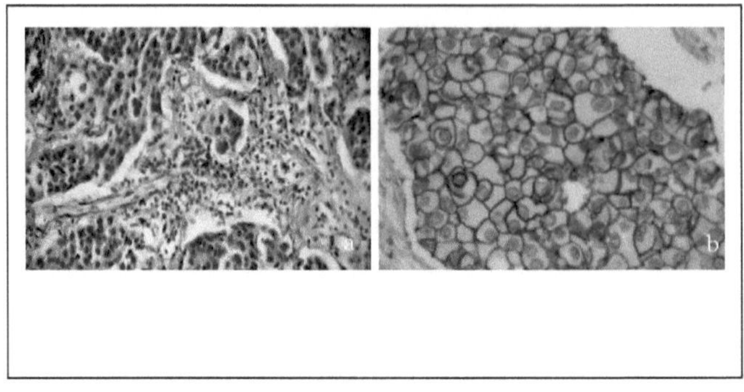

Fig. 6 Estado da HER. (a) Microscopia, CCI. (b) Imunohistoquímica de HER2. Sobreexpressão de HER2.

2.3.4. Tipo triplo negativo

Representa 7-16% de todos os cancros, e 70% dos tumores ocorrem em mulheres com mutações BRCA1 [10, 161]. Caracteriza-se por uma ausência completa de expressão do gene do ER e da progesterona e do HER2, daí a designação "tripla negatividade", associada a uma forte expressão dos genes das citoqueratinas de alto peso molecular tipo 5/6 ou 14 e do EGFR (recetor do fator de crescimento epitelial). Em termos de fenótipo, este tipo corresponde ao carcinoma infiltrante que não exprime nem receptores hormonais nem HER2.

Mamografia Técnica

A mamografia é o exame radiológico de referência para o rastreio do cancro da mama, que é a principal causa de morte nas mulheres. As imagens mamográficas devem ser optimizadas em termos de resolução espacial, contraste e ruído. Devem ser tidos em conta vários critérios técnicos, nomeadamente, o contraste deve ser elevadó para visualizar corretamente as microcalcificações. O espetro de radiação deve ser amplo para se adaptar às diferentes densidades dos seios e à dose mínima de radiação, especialmente em pacientes jovens.

3. POSICIONAMENTO

O posicionamento da mama é uma etapa fundamental da mamografia e a técnica deve ser irrepreensível. O objetivo é radiografar toda a glândula mamária, incluindo os planos profundos. O posicionamento é a chave para a obtenção de imagens de óptima qualidade, indispensáveis à interpretação e que respondem a um certo número de critérios de qualidade [12].

3.1. Impactos fundamentais

3.1.1. Vista frontal ou crânio-caudal

O feixe de raios X aproxima-se da mama no sentido craniocaudal (fig. 7).

Dificuldade de incidência frontal

Na ausência de visualização dos planos mamários profundos, é importante envolver o máximo possível de tecido mamário posterior.

Critérios de boa incidência (fig. 8)

A mama encontra-se no centro da imagem. A glândula está bem espalhada.

O mamilo está no seu zénite [13]. Sem pregas ou sobreposições.

O músculo peitoral é visível em quase 30% dos casos, e a sua presença na imagem permite um ganho de profundidade ótimo [12].

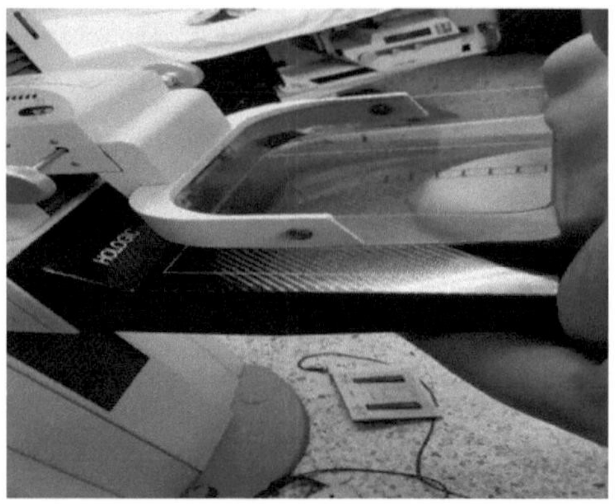

Fig. 7: Incisão frontal ou craniocaudal.

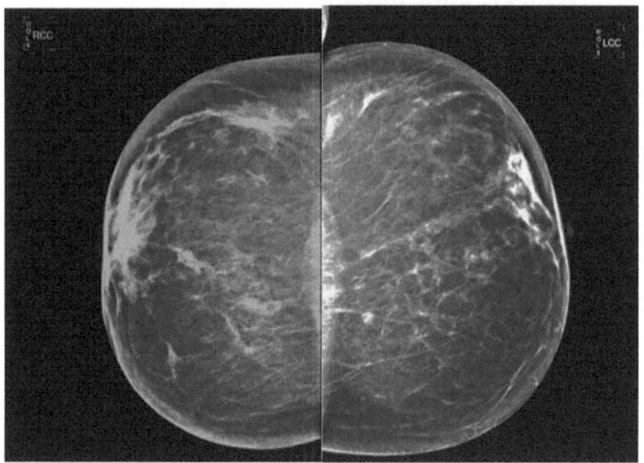

Fig. 8 Critérios de qualidade para a vista frontal. Imagens mamográficas. (a) Lado direito. (b) Lado esquerdo. Músculo peitoral (1), mamilo no zénite (2).

3.1.2. Incidência oblíqua externa de 45°°

Este ângulo permite que a mama seja estudada no seu eixo longo e que seja analisada uma quantidade máxima de tecido mamário [14]. O suporte é inclinado num ângulo rigoroso de 45°° , para garantir vistas reprodutíveis (fig. 9).

Dificuldade de incidência oblíqua

Comprimir uniformemente o músculo peitoral, o peito e a prega submamária.

Critérios de boa incidência (fig. 10)

O músculo peitoral é visível até meio da imagem [15]. O mamilo está no zénite, em frente à ponta do músculo peitoral [14]. Presença da prega cutânea da parede abdominal [13].

O eixo longo da mama tende para a horizontal. Presença da prega submamária "aberta", perfeitamente afastada da parede abdominal [16].

Sem vincos ou sobreposições.

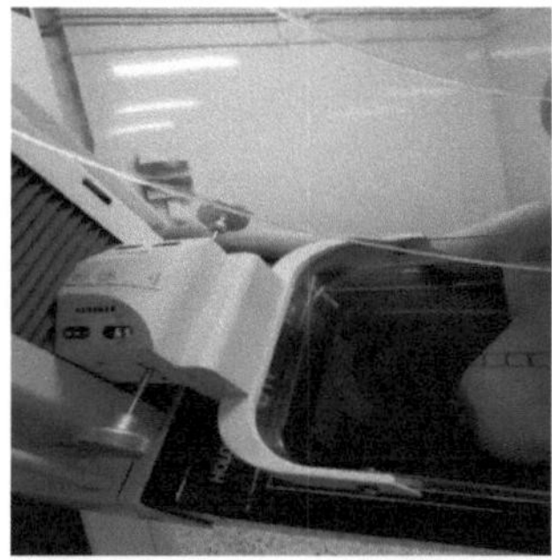

Fig. 9: Incisão oblíqua externa.

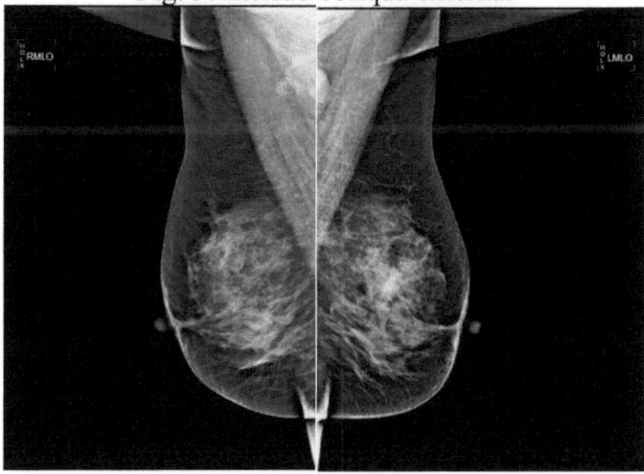

Fig. 10 Critérios de qualidade para a incidência oblíqua externa. Imagens mamográficas (a) Oblíqua direita (b) Oblíqua esquerda. Músculo peitoral (1), prega cutânea da parede abdominal (2), prega sub mamária aberta (3), mamilo no zénite (4).

3.2. Impactos adicionais

São sempre efectuadas para além dos impactos fundamentais.

3.2.1. Incidência do perfil

É útil para determinar a localização exacta d e uma lesão. Também pode ser utilizado para mostrar se as microcalcificações estão localizadas numa posição horizontal.

3.2.2. Imagem localizada centrada

Pode ser utilizado para analisar os contornos de um nódulo ou de uma imagem estelar, ou para eliminar uma imagem construída (fig. 11).

3.2.3. Imagem centrada ampliada

As microcalcificações visíveis nas imagens padrão podem ser ampliadas para uma análise pormenorizada (número, aspeto, organização, etc.) (fig. 12).

3.3. Outros impactos

Extensão axilar, incidência Cleópatra, incidência frontal escalonada, vista tangencial, manobra de Eklund [17-20].

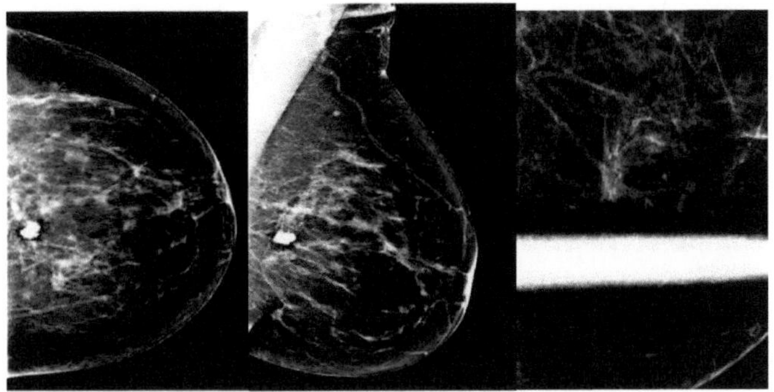

Fig. 11. Vista localizada centrada. (a) Vista frontal. Massa com contornos indistintos (seta). (b) Vista oblíqua externa. Massa na prega sub-mamária com contornos mal definidos (seta). (c). Vista centrada localizada na massa. Massa espiculada, BIRADS 5 (seta).

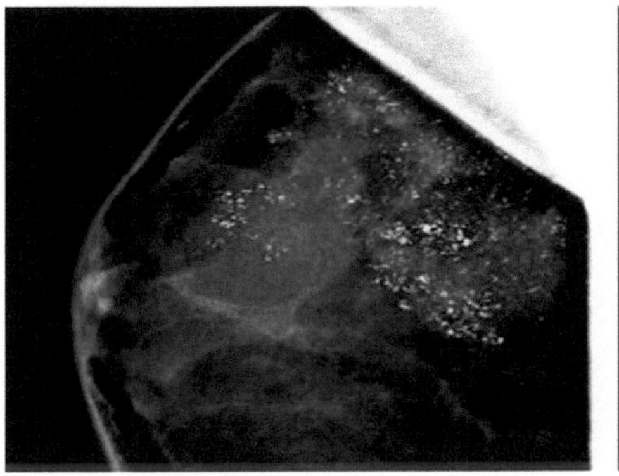

Fig. 12. Vista centrada ampliada. Ampliação de um foco de micro-calcificações.

Ultrassom

A ecografia é uma técnica de imagiologia acessível, não irradiante e pouco dispendiosa. Pode ser indicada como um complemento à mamografia, para melhorar a deteção de lesões, particularmente em mamas densas, e para caraterizar lesões, em particular para diferenciar entre lesões sólidas e quísticas, e para recolher amostras [21].

A ecografia mamária é realizada com uma sonda de alta frequência, normalmente entre 9 e 15 MHz, que proporciona um bom contraste e resolução espacial [22]. Existem vários modos de ultrassom.

4. MODO B

Esta é a primeira técnica utilizada na realização da ecografia mamária. As ondas de ultra-sons são emitidas e recolhidas pela sonda, com a mesma frequência, numa única direção. Estas são combinadas para criar uma imagem 2D da mama numa escala de cinzentos [23]. Esta técnica permite diferenciar as estruturas com base nas propriedades acústicas e mecânicas do tecido. Este modo B tem uma série de pontos fracos, incluindo uma resolução óptima inconsistente e artefactos que podem degradar a qualidade da imagem [24] (fig. 13).

5. MODO HARMÓNICO

Está relacionado com o comportamento não linear do tecido mamário em relação aos ultra-sons. À medida que a onda de ultra-sons se propaga através do tecido mamário, sofre uma distorção progressiva da forma do impulso de ultra-sons, criando frequências harmónicas que são múltiplos da frequência de emissão [25-27]. Uma vez filtrado o sinal inicial, o sinal harmónico é utilizado para reconstruir a imagem. Esta técnica melhora o contraste das imagens de ultrassom, particularmente para cistos com "conteúdo espesso" ou cistos complicados, que mostram ecos internos no modo B, enquanto que no modo harmônico eles aparecem anecóicos [28] (fig. 13).

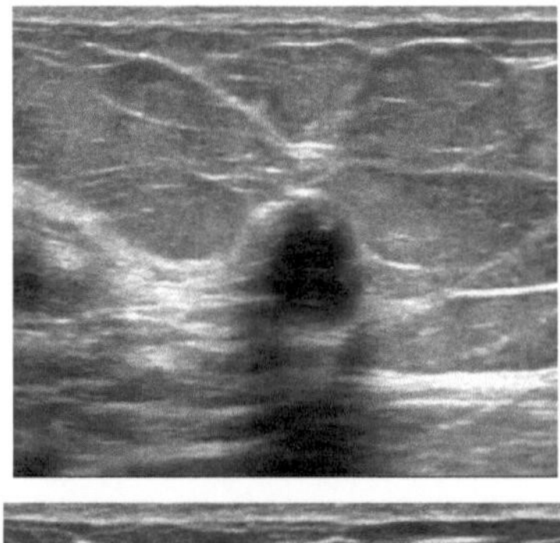

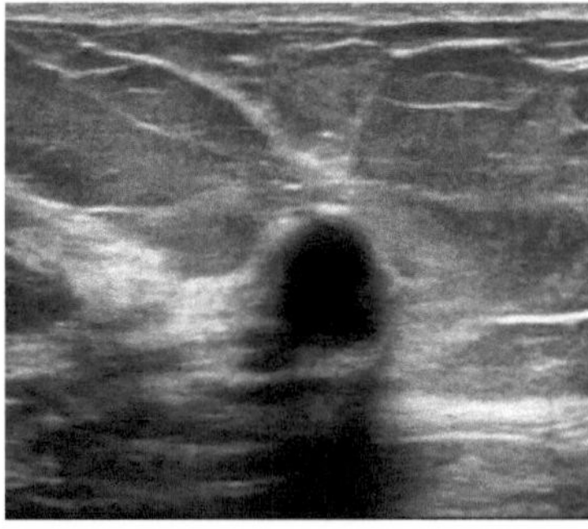

Fig. 13: Modo harmónico (a) Ultrassom de modo B, massa hipoecóica, (b) Ultrassom em modo harmônico. Massa cística anecogénica com parede espessada. Histologia. Histologia: cisto remodelado.

6. MODO COMPOSTO (COMPOSTO)

Existem dois tipos de composição, a composição de frequência (várias frequências diferentes de emissão de ultra-sons são utilizadas para reconstruir a imagem final) e a composição espacial (vários ângulos de emissão de ultra-sons são utilizados e combinados numa única imagem composta). Esta técnica permite limitar os artefactos, melhorar a análise dos contornos das lesões, definir melhor a ecoestrutura interna das massas e detetar pequenas lesões [29] (fig. 14). Permite também uma melhor deteção de calcificações intra-lesionais [30]. Por outro lado, as alterações ultra-sonográficas posteriores são atenuadas [31].

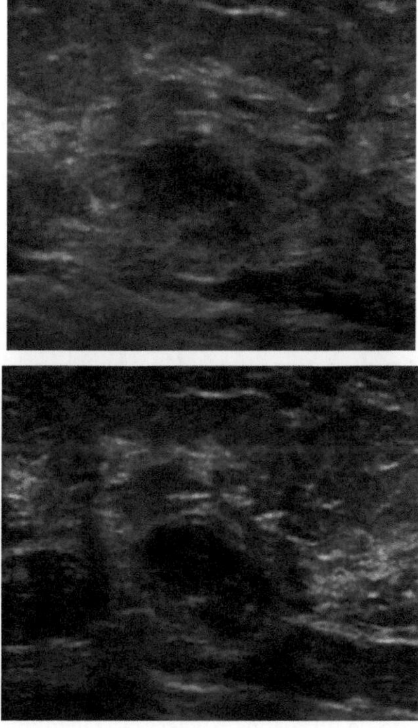

Fig. 14. Modo composto. (a) Ultrassom no modo B. Massa hipoecogénica, a (b) Ultrassom em modo composto. Massa circunscrita, hipoecogénica. Histologia: Adenofibroma.

7. MODO DOPPLER

É utilizado para detetar a angiogénese tumoral. As lesões malignas são geralmente mais vascularizadas do que as lesões benignas, com um aspeto anormal e irregular dos vasos. A deteção e a análise do espetro destes vasos requerem uma sonda de pelo menos 10 MHz e uma técnica rigorosa de ultra-sons (ajuste da distância focal, redução do ganho global, adaptação do tamanho da caixa de doppler, filtragem ao mínimo 10 para analisar as baixas frequências, ausência de pressão sobre a mama para evitar a obliteração dos pequenos vasos) [32,33].

O Doppler de energia tem uma melhor sensibilidade para fluxos lentos, mas é mais sensível a artefactos [34]. O Doppler pode ser utilizado para analisar lesões hipoecogénicas que colocam um problema de "quisto ou sólido". A presença de vascularização numa lesão ecogénica indica que a lesão é um tecido. Por outro lado, a ausência de vascularização não exclui a presença de uma porção de tecido [23] (fig. 15).

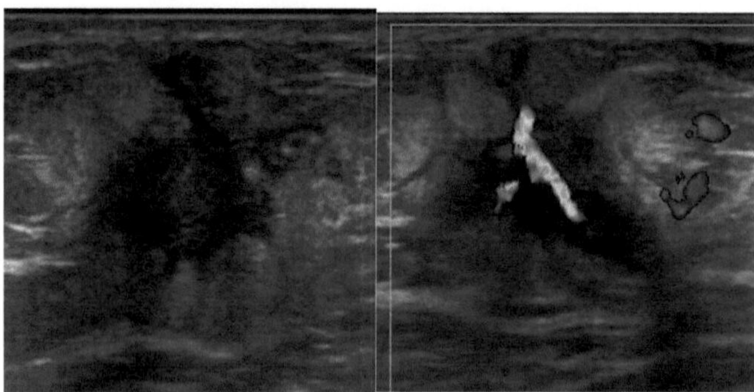

Fig. 15. Modo Doppler (a) Ultrassom em modo B. Contornos espiculados, (b) Modo de ultra-sons A vascularização intralesional.

8. ELASTOGRAFIA

A elastografia é uma técnica não invasiva utilizada em conjunto com a ecografia para avaliar qualitativa, semi-quantitativa ou quantitativamente a deformabilidade das lesões sujeitas a tensão [35, 36]. A imagem obtida é depois traduzida num elastograma. Esta técnica foi desenvolvida para melhorar a especificidade da ecografia mamária em modo B, acrescentando a compressibilidade e a "dureza" da lesão aos critérios de ecoestrutura e morfologia da lesão (fig. 16). A elastografia mamária utiliza dois modos distintos: a elastografia à mão livre e a elastografia por ondas de cisalhamento.

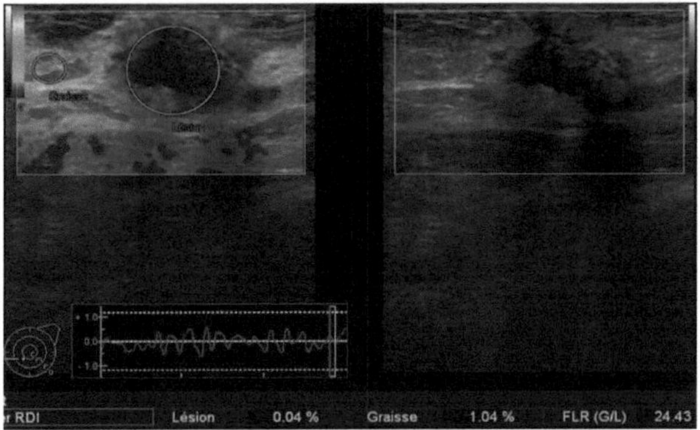

Fig. 16. Elastografia. Elastografia. Cálculo do rácio de elasticidade em desvio-padrão.

CLASSIFICAÇÃO MOLECULAR IMAGIOLÓGICA

1. CANCRO DO TIPO LUMINAL A

Na mamografia, a reação estromal desenvolvida à volta do tumor dá-lhe uma apresentação típica sob a forma de uma massa hiperdensa, irregular, frequentemente espiculada em 37% dos casos ou com contornos indistintos em 29% dos casos [37, 38]. Estes cancros são particularmente visíveis na tomossíntese, sobretudo porque são pequenos (figs. 17, 18, 19). Na ecografia, a sua forma é geralmente irregular, com contornos espiculados, um halo hiperecóico perilesional e atenuação posterior [37]. A atenuação ultra-sonográfica posterior deve-se ao facto de este ser o subtipo molecular com mais tecido conjuntivo em comparação com os outros subtipos moleculares [39] (figs. 17, 18, 19). Jin Y et al [42] verificaram que os valores mais elevados do rácio de elasticidade se encontravam no subtipo luminal A. De acordo com Jin, a dureza do tumor está correlacionada com a reação desmoplásica, que é importante no subtipo luminal A. No entanto, Chang et al [43] demonstraram que os tumores com uma elasticidade média baixa < 50 kPa eram subtipos luminais (figs. 17, 18, 19).

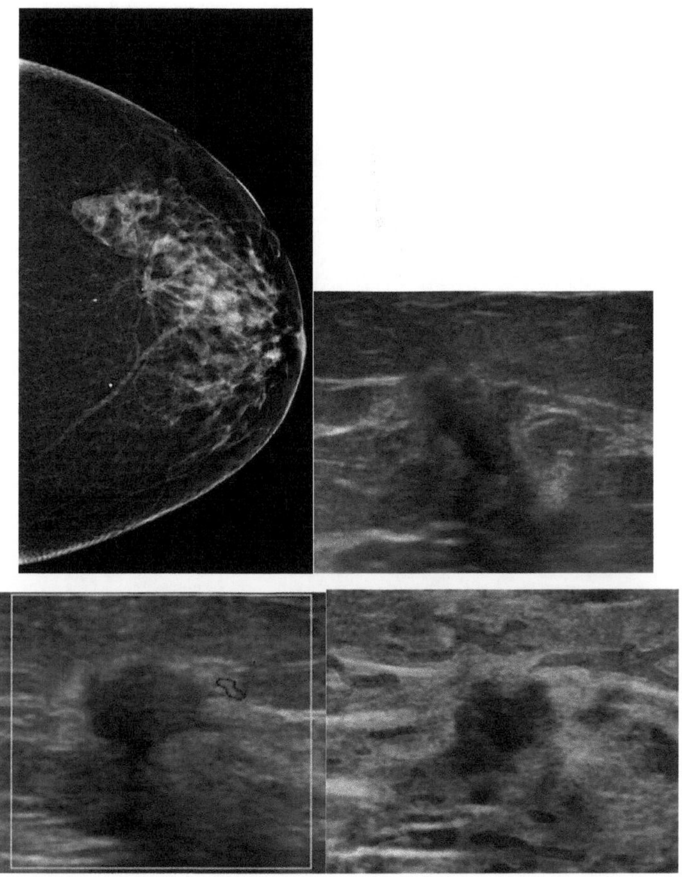

Fig. 17. Cancro luminal A. Mulher de 54 anos. (a) Mamografia. Massa hiperdensa com contornos espiculados (seta). (b) Ecografia em modo B. Massa irregular, hipoecóica, com contornos espiculados, atenuante, rodeada por um halo ecogénico periférico (seta) (c) Doppler a cores. Massa pouco vascularizada. (d) Elastografia. Massa dura, índice de elasticidade Itoh 5. Histologia: Carcinoma invasivo NST grau I, RH +, HER2-, Ki 67 :13 %.

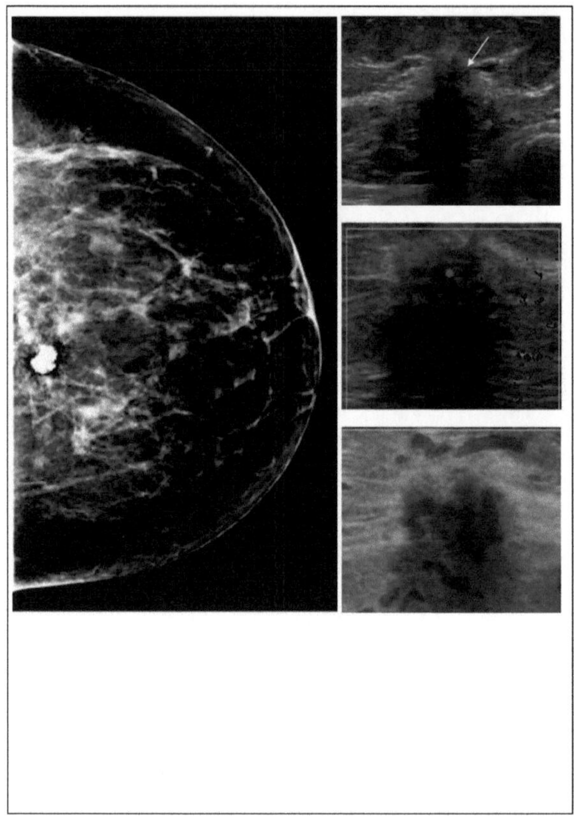

Fig. 18. Cancro luminal A. Mulher de 58 anos. (a) Mamografia. Massa hiperdensa com contornos espiculados (seta). (b) Ecografia em modo B. Massa irregular, hipoecogénica, de contornos espiculados, atenuante, rodeada por um halo ecogénico periférico (seta). (c) Doppler a cores. Massa pouco vascularizada.(d) Elastografia. Massa dura com índice de elasticidade Itoh 5. Histologia: Carcinoma invasivo NST grau I, RH +, HER2-, Ki 67: 5%.

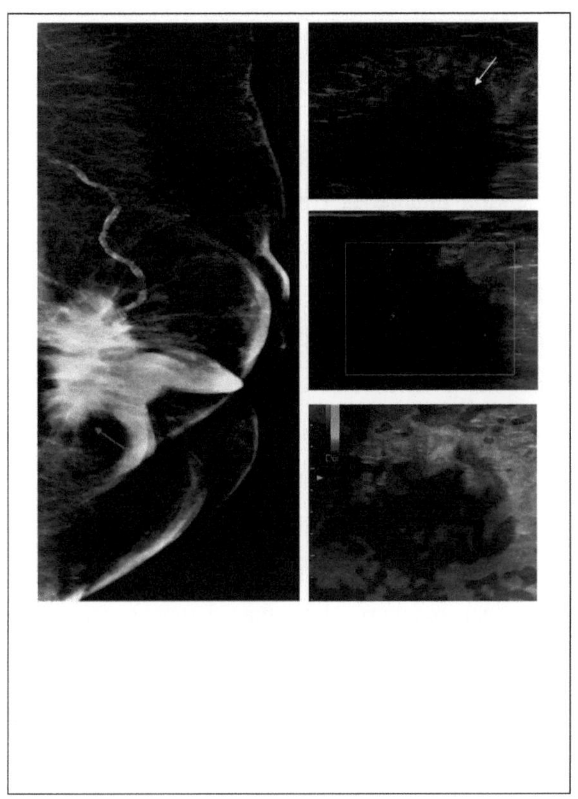

Fig. 19. Cancro luminal A. Mulher de 77 anos. (a) Mamografia. Massa hiperdensa com contornos espiculados (seta) responsável pela retração da pele. (b) Ecografia em modo B. Massa irregular, hipoecogénica, com contornos espiculados, atenuante, rodeada por um halo ecogénico periférico (seta). (c) Doppler a cores. Massa pouco vascularizada. (d) Elastografia. Massa dura com índice de elasticidade Itoh 5. Histologia: Carcinoma invasivo NST grau II, RH +, HER2-, Ki 67: 14%.

2. CANCRO LUMINAL TIPO B

Estes cancros não têm uma apresentação típica em imagiologia, mas são muito semelhantes ao subtipo luminal A (figs. 20, 21, 22, 23, 24, 25, 26, 27). Na mamografia, este tipo molecular é mais frequentemente encontrado com uma forma irregular e contornos indistintos [38]. Por outro lado, o subtipo luminal B com HR positivo e HER2 positivo pode ser espiculado em 27% dos casos. No entanto, é a distorção arquitetónica que está mais frequentemente associada [38]. Na ultrassonografia, alguns estudos mostraram que não há diferença significativa nas características radiológicas entre os dois subtipos luminais [52]. No entanto, outros observaram significativamente uma forma irregular em 88% dos casos e atenuação posterior em 85% dos casos [56]. O halo hiperecóico pode ser encontrado nos cancros luminal B, mas é menos acentuado do que nos cancros luminal A [57].

Ao Doppler a cores, a massa é frequentemente hipervascularizada [58].

Na elastografia, alguns estudos demonstraram que os tumores luminais são menos duros do que outros tipos moleculares [41].

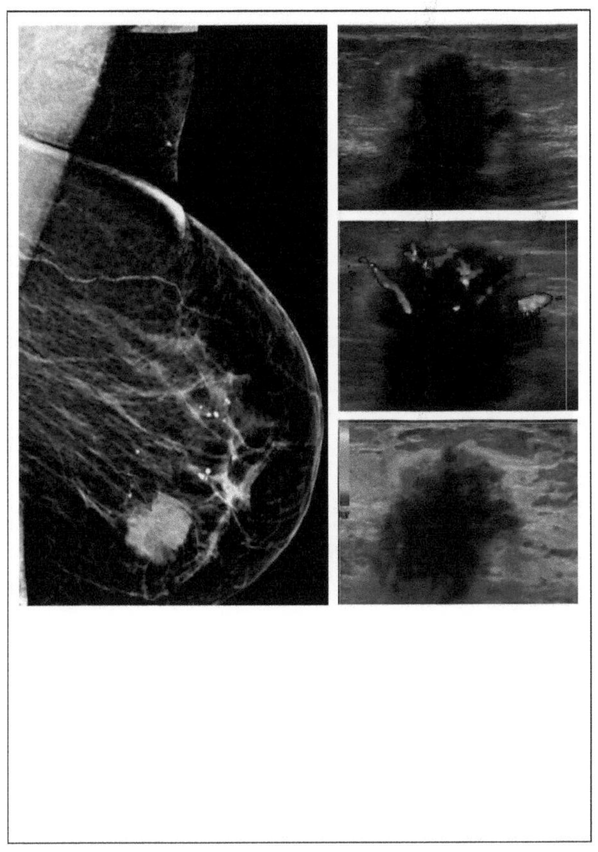

Fig. 20. Cancro luminal B. Mulher de 48 anos (a) Mamografia. Massa hiperdensa de forma e contornos irregulares. (b) Ecografia em modo B. Massa de forma irregular com contornos indistintos, hipoecóica, heterogénea, atenuante, rodeada por um discreto halo ecogénico periférico. (c) Doppler a cores. Massa hipervascularizada. (d) Elastografia. Massa dura, elasticidade 5. Histologia: Carcinoma invasivo NST grau II, RH +, HER2-, Ki 67: 30%.

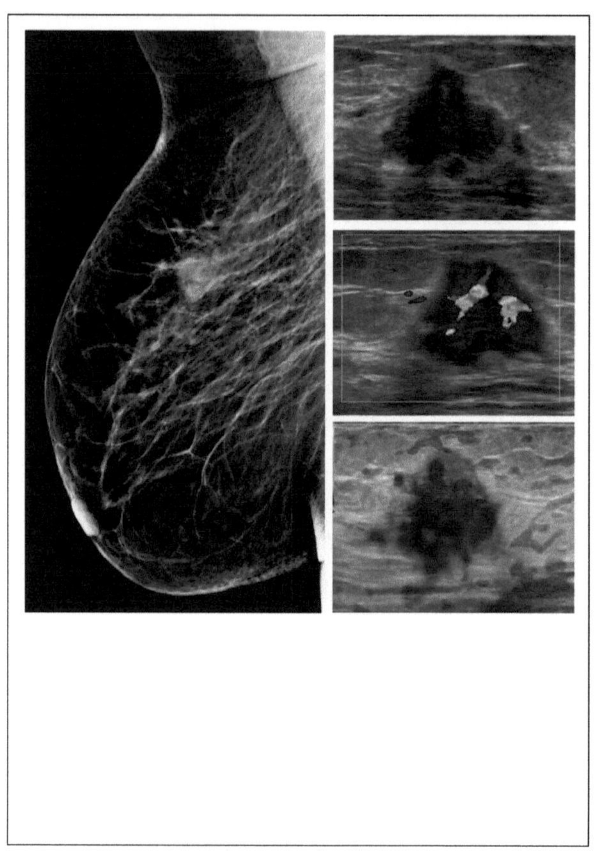

Fig. 21. Cancro luminal B. Mulher de 52 anos (a) Mamografia. Massa de forma e contornos irregulares, hiperdensa. (b) Ecografia em modo B. Massa de forma irregular com contornos irregulares, hipoecogénica, heterogénea, discretamente atenuante, rodeada por discreto halo ecogénico periférico. (c) Doppler a cores. Massa hipervascularizada. (d) Elastografia. Massa dura, elasticidade 5. Histologia: Carcinoma invasivo NST grau I, RH +, HER2-. Ki 67: 15%.

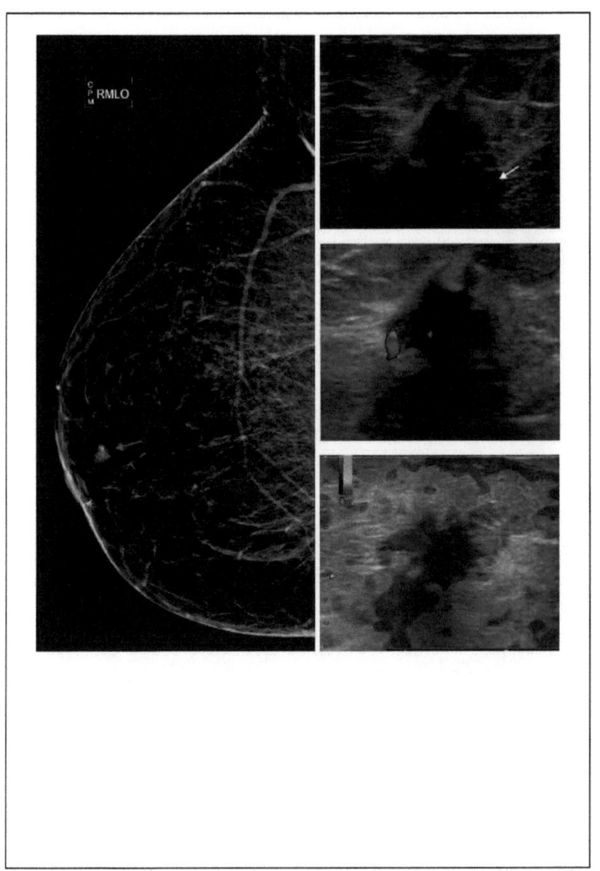

Fig. 22. Cancro luminal B. Mulher de 48 anos (a) Mamografia. Massa de forma e contornos irregulares, isodensa ao tecido glandular. (b) Ecografia em modo B. Massa de forma irregular com interface fina e atenuação posterior (seta). (c) Doppler a cores. Vascularização periférica (d) Elastografia. Massa dura. Histologia: Carcinoma lobular invasivo de grau II, RH +, HER2-, Ki 67: 30%.

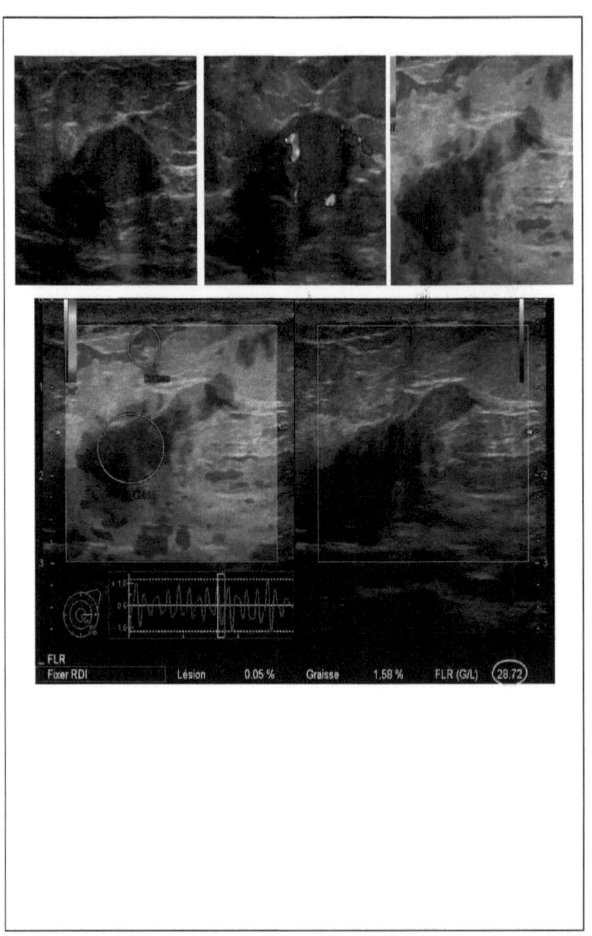

Fig. 23. Cancro luminal B. Mulher de 47 anos. (a) Ecografia em modo B. A massa é de forma irregular, com contornos irregulares, hipoecóica, homogénea e com uma interface fina, sem efeito acústico posterior. (b) Doppler a cores. Vascularização central e periférica (c+d) Elastografia. Massa dura, índice de elasticidade 5, rácio de elasticidade elevado. Histologia: Carcinoma micro-papilar invasivo de grau II, RH +, HER2-, Ki 67: 50%.

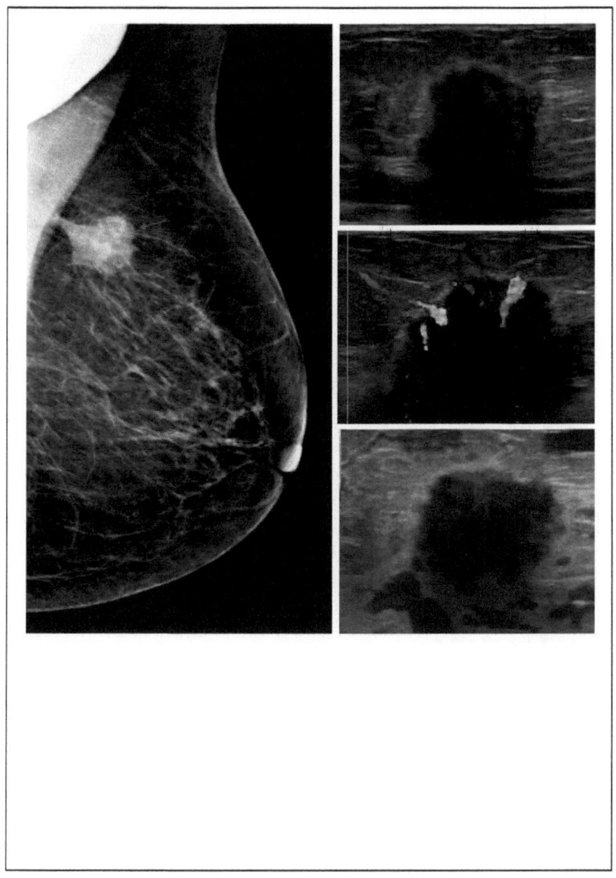

Fig. 24. Cancro luminal B. Mulher de 67 anos (a) Mamografia. Massa de forma e contornos irregulares, hiperdensa. (b) Ecografia em modo B. Massa de forma irregular com contornos indistintos, hipoecóica, heterogénea, atenuante, rodeada por um discreto halo ecogénico periférico. (c) Doppler a cores. Massa hipervascularizada. (d) Elastografia. Massa dura, elasticidade 5. Histologia: Carcinoma invasivo NST grau I, RH +, HER2-, Ki 67: 20%.

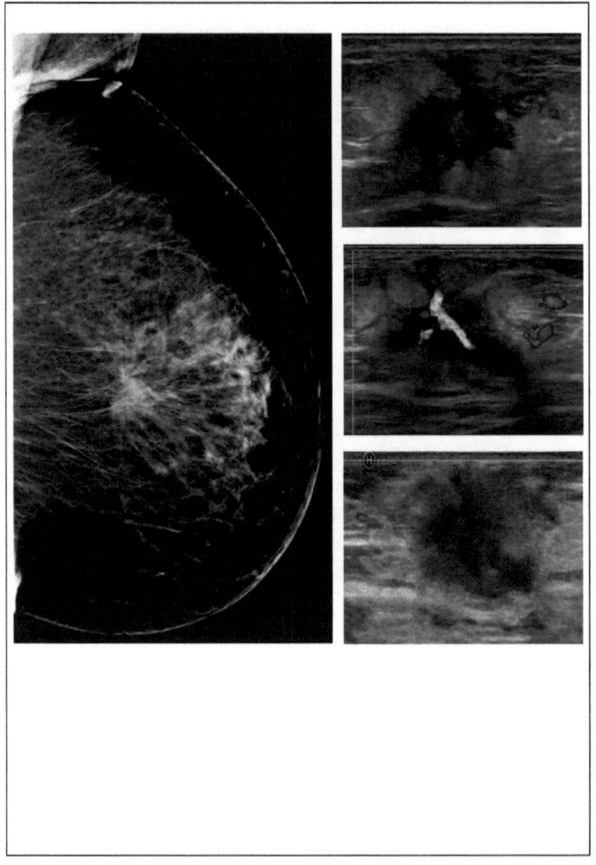

Fig. 25. Cancro luminal B. Mulher de 52 anos (a) Mamografia. Massa de forma irregular na união dos quadrantes, com contornos espiculados, hiperdensa (seta). (b) Ecografia em modo B. Massa de forma irregular com contornos espiculados, hipoecogénica, rodeada por um halo ecogénico periférico. (c) Doppler a cores. Massa hipervascularizada. (d+e) Elastografia. Lesão dura, pontuação 5. Histologia: Carcinoma invasivo de NST grau II, RH +, HER2-, Ki 67: 20%.

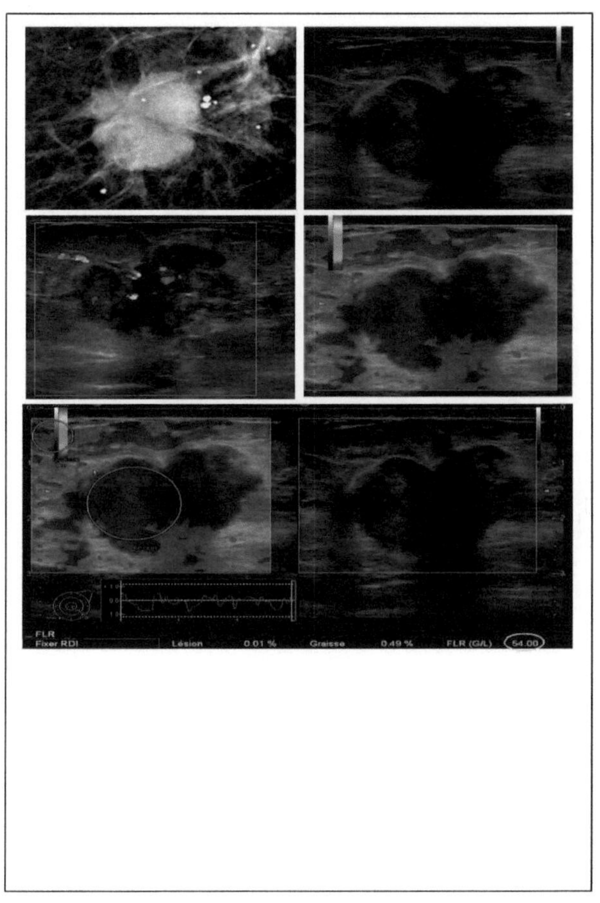

Fig. 26. Cancro luminal B+HER2. Mulher de 70 anos (a) Mamografia. Massa de forma e contornos irregulares, hiperdensa. (b) Ecografia em modo B. Massa de forma irregular com contornos indistintos, hipoecóica, heterogénea, atenuante, com interface abrupta. (c) Doppler a cores. Massa hipervascularizada. (d+e) Elastografia. Massa dura, índice de elasticidade 5, rácio de elasticidade muito elevado 54. Histologia: Carcinoma invasivo de grau II NST, RE +, RP -, HER2+, Ki 67: 40%.

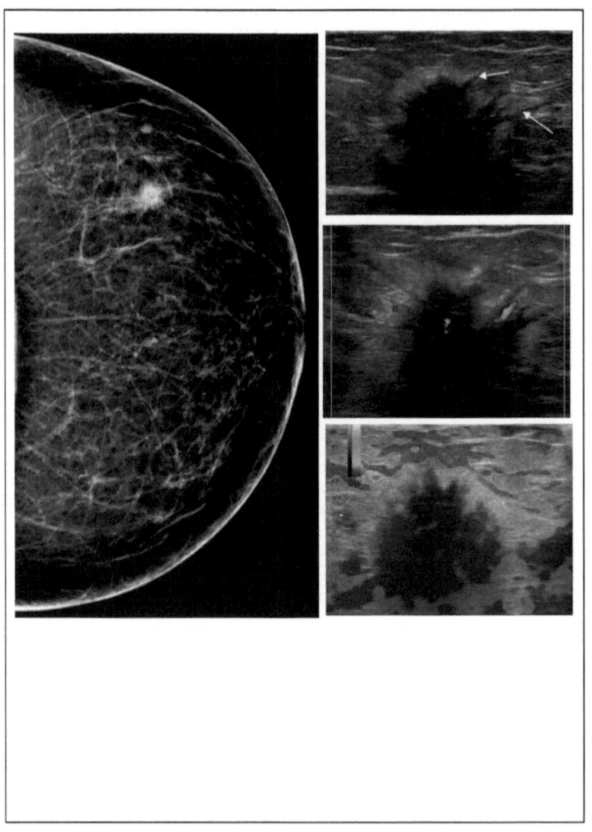

Fig. 27. Cancro luminal B+HER2. Mulher de 45 anos (a) Mamografia. Massa hiperdensa, de forma irregular, com contornos espiculados (seta). (b) Ultrassonografia modo B. Massa irregular, hipoecóica, de contornos espiculados (setas) com atenuação posterior, rodeada por um halo ecogénico periférico. (c) Doppler a cores. Massa vascularizada. (d) Elastografia. Massa com índice de elasticidade Itoh 5. Histologia: Carcinoma invasivo NST grau II, RH +, HER2 +, Ki 67: 25%.

3. CÂNCER HER 2+

Na mamografia, é mais frequentemente observada como uma massa isodensa com contornos indistintos ou por vezes circunscritos [37, 59]. A doença HER2+ está frequentemente associada ao carcinoma ductal in situ. De facto, a presença de microcalcificações suspeitas na mamografia está significativamente associada ao estado HER2+, de modo que a presença de microcalcificações é preditiva do estado HER2 quando a pontuação HER2 é equívoca 2+ na microbiópsia [60]. Estas microcalcificações são polimorfas, localizadas na massa ou distribuídas segmentarmente [37] (fig. 28). Na ecografia, observa-se uma massa bastante irregular, com contornos indistintos e a interface entre o tumor e o parênquima saudável é frequentemente abrupta, angular, sem halo hiperecogénico [37]. O realce posterior está frequentemente associado [52, 61]. Estas lesões são hipervascularizadas ao Doppler a cores [52, 61]. O estatuto HER2+ está intimamente ligado à angiogénese tumoral, que pode ser devida ao aumento da expressão do fator de crescimento endotelial. Consequentemente, os cancros HER2+ são frequentemente hipervascularizados no Doppler a cores (figs. 29, 30). Através da elastografia, muitos estudos objectivos demonstraram que a dureza média dos tumores HER2 é superior à dos tumores luminais [41, 43, 62] (fig. 31).

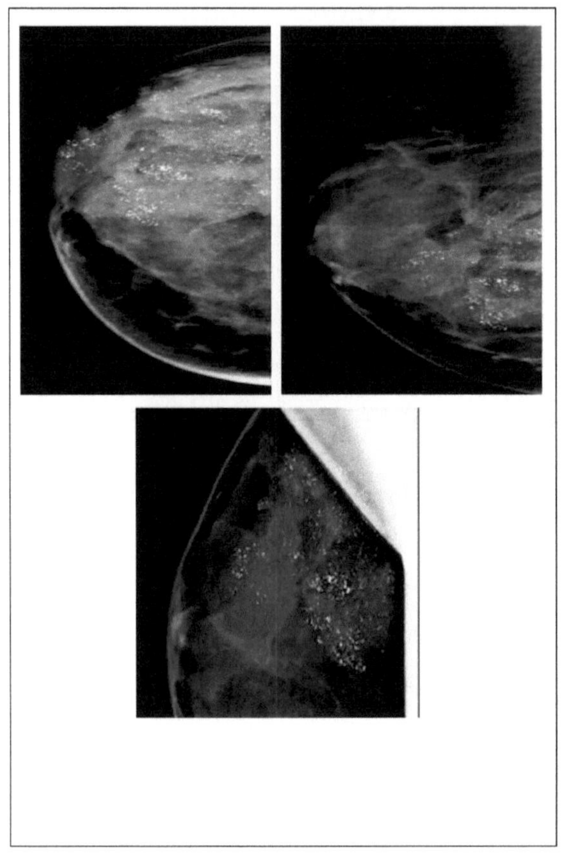

Fig. 28. Cancro HER2+. Mulher de 40 anos. Mamografia: (a) Vista frontal (b) Vista oblíqua (c) Ampliação. Extensas microcalcificações no quadrante inferolateral, polimorfas e vermiculares. Histologia: Carcinoma invasivo NST grau II, RH -, HER2 +.

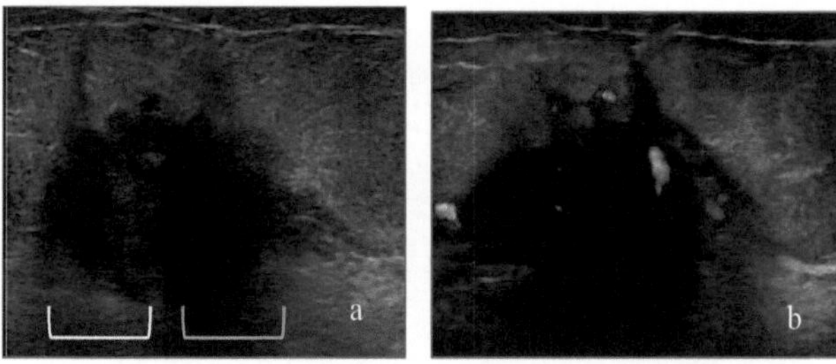

Fig. 29. Cancro HER2+. Mulher de 52 anos. (a) Ultrassom em modo B. (b) Doppler a cores. Massa de forma irregular com contornos angulares, mostrando um efeito acústico misto com realce e atenuação posteriores (asterisco). Histologia: Carcinoma invasivo NST grau II, RH -, HER2 +, Ki67: 35%.

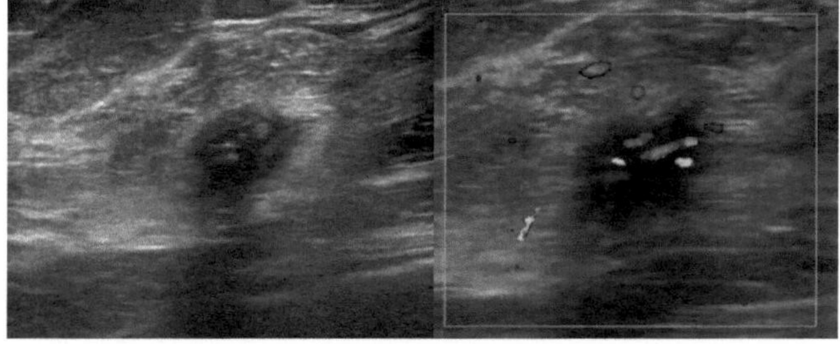

Fig. 30. Cancro HER2+. Mulher com 52 anos de idade (a) Ecografia em modo B. (b) Doppler a cores. Massa irregular, de contornos angulosos, com calcificações (setas), mista acústica posterior (realce +atenuação) e hipervascular ao Doppler Histologia : Carcinoma invasivo NST grau II, RH -, HER2 +, Ki67: 35%.

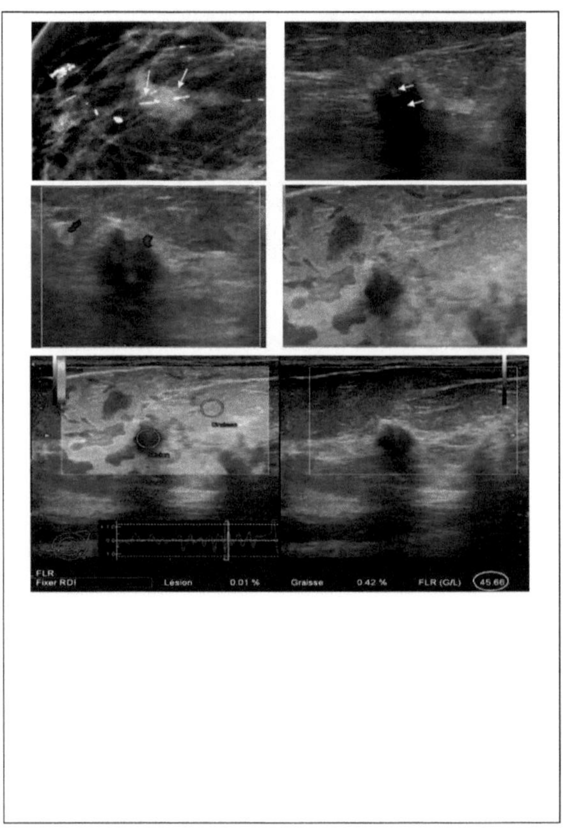

Fig. 31. Cancro HER2+. Mulher de 56 anos (a) Mamografia. Massa hiperdensa, de forma irregular, com contornos indistintos e calcificações no interior da massa (setas). (b) Ecografia em modo B. Massa irregular de contornos indistintos, hipoecóica, heterogénea devido à presença de calcificações no seu interior (setas), com interface abrupta e atenuação posterior. (c) Doppler a cores. Massa com vascularização periférica. (d+e) Elastografia. Massa com um score de elasticidade de 5 e um rácio de elasticidade elevado de 45,66. Histologia: Carcinoma invasivo NST grau II, RH -, HER2 +, Ki 67: 30%.

4. CANCRO TRIPLO-NEGATIVO

Na mamografia, a massa é a apresentação mais comum, redonda ou oval em 60-70% dos casos, com contornos bem circunscritos ou microlobulados em 24-43% dos casos [37, 63]. Há pouca ou nenhuma reação perilesional do estroma devido ao seu curso rápido e agressivo [52]. De facto, este subtipo de tumor não passa por uma fase pré-cancerosa [37]. Estão menos frequentemente associados ao carcinoma ductal in situ e têm menor probabilidade de encontrar microcalcificações na mamografia aquando do diagnóstico [52, 61, 64, 65]. A assimetria focal é mais frequentemente encontrada nos cancros triplo-negativos do que nos subtipos luminal A e B [61]. A taxa de mamografias normais nos cancros triplo-negativos varia de 0 a 18%, provavelmente devido à elevada densidade mamária, que pode mascarar as lesões, ou ao seu rápido crescimento, que não leva a distorção arquitetural [61, 66] (figs. 32, 33).Na ecografia, os cancros triplo-negativos são massas muito hipoecogénicas, encontradas em 48% dos casos, ou massas heterogéneas com áreas de necrose, particularmente quando o longo eixo da lesão excede os 30 mm [61, 66]. Estas lesões têm frequentemente contornos suaves [57]. O realce posterior é encontrado em 35,5% a 49% dos casos [37, 61, 63]. Wu et al. verificaram que os cancros triplo-negativos eram pouco vascularizados ao Doppler a cores e especularam que este facto estava relacionado com a necrose central presente [52, 60]. Kojima e Tsunoda demonstraram que foi encontrado um sinal de Doppler a cores em 90% dos tumores triplo-negativos, mas que, na maioria das vezes, se tratava de alguns pontos vasculares ou pedículos [66]. Estes cancros têm frequentemente apresentações pseudo-benignas, o que explica o facto de serem diagnosticados numa fase avançada [64, 67] (fig. 32, 33, 34, 35). No que respeita à elastografia, alguns estudos na literatura têm mostrado resultados diferentes. Chang et al [43] avaliaram 377 doentes com cancro da mama invasivo e os seus valores médios de elasticidade. Verificaram que os valores de elasticidade dos tumores triplo-negativos eram mais elevados do que os dos subtipos luminais A e B (p < 0,0001). No estudo de Youk et al. [62], numa série de 166 cancros da mama invasivos em 152 doentes, os autores também demonstraram que os cancros invasivos HER2 e triplo-negativos eram mais duros do que os cancros do subtipo luminal (elasticidade média dos tumores triplo-negativos 163,1 ± 47,6 kPa vs. luminal A 135,2 ± 48,4 kPa, p = 0,009). Na série de Evans et al., os tumores triplo-negativos apresentaram valores de elasticidade mais elevados de 169,1 ± 48,5 kPa do que os tumores luminais (136,9 ± 57,2 kPa). De acordo com Evans, a dureza dos tecidos parece estar estatisticamente correlacionada de forma significativa com a agressividade do tumor [41]. Além disso, Ganau et al [47] referiram que os fenótipos agressivos (triplo-negativo e estatuto HER2) parecem ter uma elasticidade moderadamente mais baixa do que os fenótipos menos agressivos (luminal A e luminal B), mas sem diferença significativa. Denis et al [47] referiram que o subtipo triplo-negativo apresentava os valores de elasticidade mais baixos (44,6 kPa triplo-negativo vs 108 kPa luminal A). Do mesmo modo, Jin Y et al [42] verificaram que os valores mais baixos do rácio de elasticidade se encontravam nos tumores triplo-negativos, respetivamente 75,58. Os valores mais elevados registaram-se nos subtipos luminal A e B, 90,69 e 81,86, respetivamente (p < 0,0001).

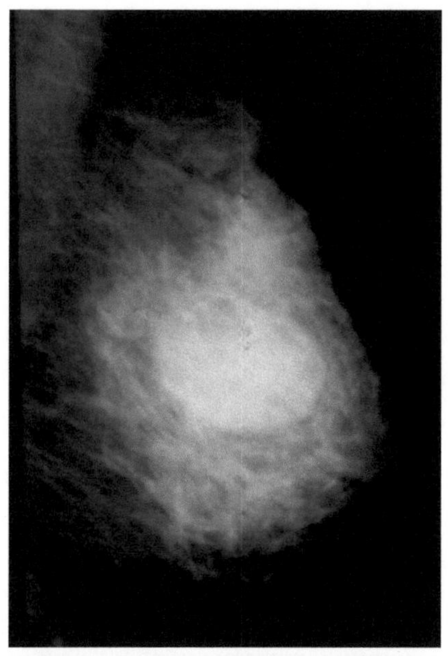
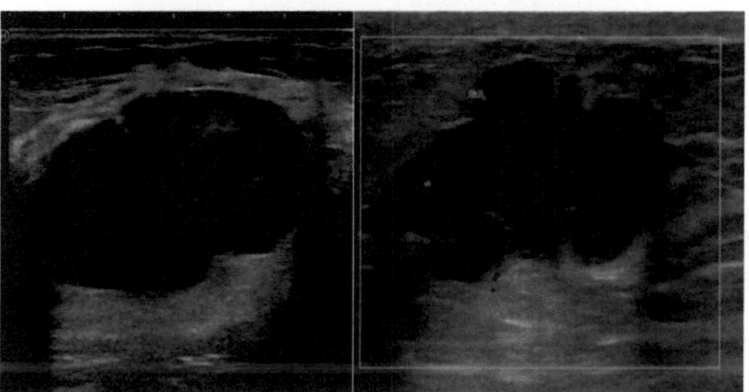

Fig. 32. Cancro triplo-negativo. Mulher de 56 anos (a) Mamografia. Massa hiperdensa, de forma aproximadamente oval, com contornos circunscritos (seta). (b) Ecografia em modo B. Massa ovalada com contornos microlobulados, altamente hipoecogénica, com interface abrupta e realce posterior (seta). (c) Doppler a cores. Massa pouco vascularizada. Histologia: Carcinoma NST infiltrante de grau III, RH -, HER2 -.

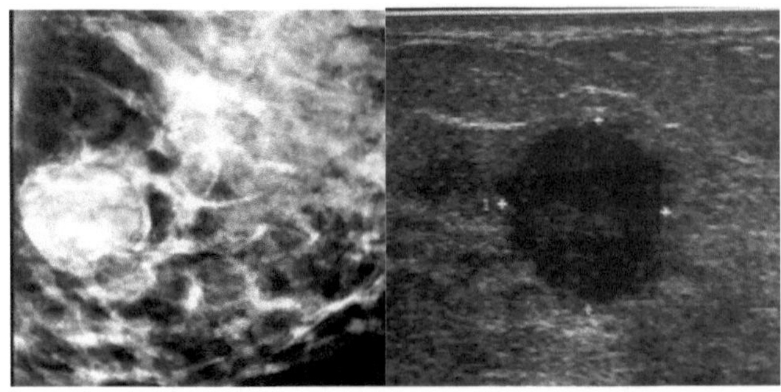

Fig. 33. Cancro triplo-negativo. Mulher de 43 anos (a) Mamografia. Massa redonda, circunscrita e hiperdensa (seta). (b) Modo de ultrassom B. Massa redonda com contornos microlobulados, fortemente hipoecogénica, com interface abrupta e realce posterior (seta). Histologia: Carcinoma invasivo NST grau III, RH -, HER2 -.

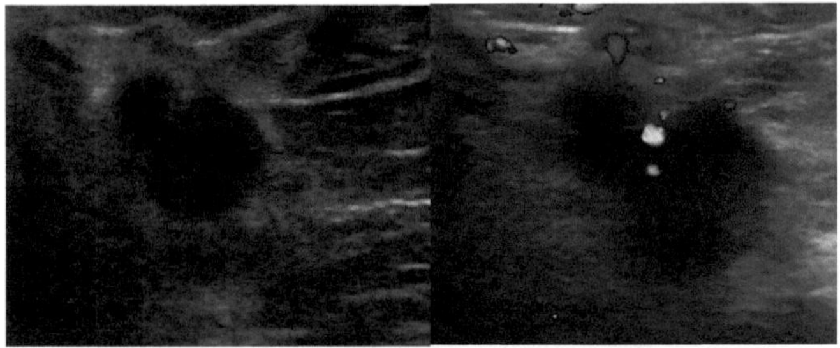

Fig. 34. Cancro triplo-negativo. Mulher de 57 anos. (a) Ecografia em modo B. Massa circunscrita com contornos microlobulados, altamente hipoecogénica, com interface abrupta e realce posterior (seta). (b) Doppler a cores. Massa pouco vascularizada. Histologia: Carcinoma invasivo NST grau II, RH -, HER2 -.

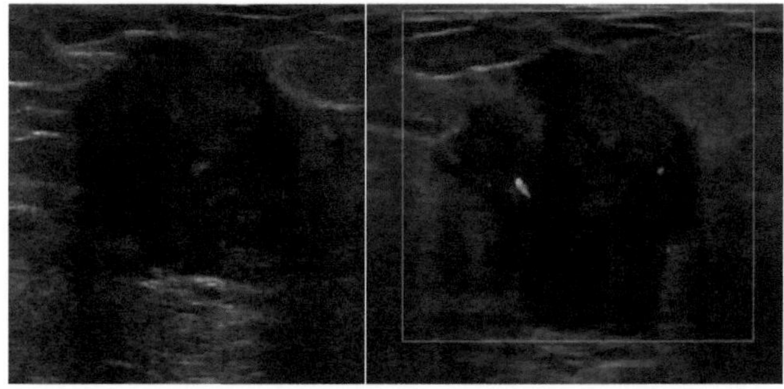

Fig. 35. Cancro triplo-negativo. Mulher de 78 anos. (a) Ecografia em modo B. Massa circunscrita com contornos microlobulados, altamente hipoecogénica, com uma interface abrupta e realce posterior (seta). (b) Doppler a cores. Massa pouco vascularizada. Histologia: Carcinoma invasivo NST grau II, RH -, HER2 -.

REFERÊNCIAS

1. Putti TC, El-Rehim DM, Rakha EA, Paish CE, Lee AH, Pinder SE, Ellis IO. Carcinomas da mama com recetor de estrogénio negativo: uma revisão da morfologia e da análise imunofenotípica. Mod Pathol. 2005 Jan;18(1):26-35.

2. Carey LA, Dees EC, Sawyer L, Gatti L, Moore DT, Collichio F, Ollila DW, Sartor CI, Graham ML, Perou CM. The triple negative paradox: primary tumor chemosensitivity of breast cancer subtypes. Clin Cancer Res. 2007 Apr 15;13(8):2329-34.

3. Lakhani SR, Ellis IO, Schnitt SJ, Tan PH, van de Vijver MJ (Eds.): WHO Classification of Tumours of the Breast (Classificação da OMS para os tumores da mama). IARC: Lyon 2012.

4. Elston CW, Ellis IO. Pathological prognostic factors in breast cancer (Factores de prognóstico patológico no cancro da mama). I. The value of histological grade in breast cancer: experience from a large study with long-termfollow-up. Histopathology 1991;19:403-10.

5. Putti TC, El-Rehim DM, Rakha EA, et al. Carcinomas da mama negativos para os receptores de estrogénio: uma revisão da morfologia e da análise imunofenotípica. Mod Pathol 2005;18:26-35.

6. Parl FF, Schmidt BP, Dupont WD, Wagner RK. Prognostic significance of estrogen recetor status in breast cancer in relation to tumor stage, axillary node metastasis, and histopathologic grading. Cancer 1984;54: 2237-2242.

7. Carey LA, Dees EC, Sawyer L, et al. The triple negative paradox: primary tumor chemosensitivity of breast cancer subtypes. Clin Cancer Res 2007;13:2329-2334.

8. Prat, A., Ellis, M. J., and Perou, C. M. Practical implications of gene-expression- based assays for breast oncologists. Nature reviews Clinical

oncology, 2012: 9(1), 48-57.

9. Goldhirsch A, Winer EP, Coates AS, Gelber RD, Piccart-Gebhart M, Th'àö¬ʃrlimann B, Senn HJ; membros do painel. Personalização do tratamento de mulheres com cancro da mama precoce: destaques do Consenso Internacional de Peritos de St. Gallen sobre a Terapia Primária do Cancro da Mama Precoce 2013. Ann Oncol. 2013 Sep;24(9):2206-23. doi: 10.1093/annonc/mdt303. Epub 2013.

10. Billar JA, Dueck AC, Stucky CC, Gray RJ, Wasif N, Nothfelts D. Cancros da mama triplo-negativos: apresentações clínicas e resultados únicos. Ann Surg Oncol 2010;17:384-90.

11. Whitman GJ, Albarracin CT, Gonzalez-Angulo AM. Cancro da mama triplo negativo: o que o radiologista precisa de saber. Semin Roentgenol 2011;46(1):26-39.

12. Baur A, Bahrs SD, Speck S, Wietek BM, Kremer B, Vogel U, et al. Ressonância magnética da mama de carcinoma ductal puro in situ: sensibilidade do diagnóstico e influência das características da lesão. Eur J Radiol 2013;82:1731-7.

13. Hammersleya JA, Partridgeb SC, Blitzera GC, Deitcha S, Rahbarb H. Manejo de lesões mamárias de alto risco encontradas em mamografia ou ultrassom: o valor da ressonância magnética com contraste para excluir malignidade. Imagem Clínica 49; 2018; 174-180. https://doi.org/10.1016/j.clinimag.2018.03.011

14. Andolina VF, Lill√© SL, Willison KM, Mammographic Imaging. Um guia prático. 2 nd ed. Lippincott Williams and Wilkins; 2001.

15. Austin C. R e Short R. V. Hormonal Control of Reproduction. 2ª edição de Reproduction in Mammals, Vol.3. Cambridge: Cambridge University Press. 1984.

16. Faulconer LS, Parham CA, Connor DM, Kuzmiak C, et al. Efeito da compressão da mama na visibilidade das características da lesão com imagens melhoradas por difração. Acad Radiol 2010; 17 (4) : 433-40. Epub 2009 Dec 29.

17. Kinzelin S. Posicionamento, o √©tape cl√© do exame de mamografia. Imagerie du sein Elsevier Masson, 2012; 2: 19-27.

18. Mancuso S, Ottolenghi G. A projeção oblíqua no estudo radiológico da mama. Minerva Ginecol 1989; 41 (7): 325-8.

19. Konguth PJ, Rimer BK, Conaway MR, et al. Impacto da compressão controlada pelo paciente na experiência mamográfica. Radiology 1993; 186 (1): 99-102.

20. Muntz EP, Logan WW, Tamanho do ponto focal. E supressão de dispersão em mamografia de ampliação. AJR Am J Roentgenol 1979; 133 (3): 453-9.

21. Corsetti V, Houssami N, Ferrari A, Ghirardi M, Bellarosa S, Angelini O, et al. Rastreio mamário com ultra-sons em mulheres com mamas densas negativas para mamografia: evidências sobre a deteção incremental de cancro e falsos positivos, e custos associados. Eur J Cancer. 2008 Mar;44(4):539-44.

22. Athanasiou A, Tardivon A, Ollivier L, Thibault F, El Khoury C, Neuenschwander S. Como otimizar a ecografia mamária. Eur J Radiol. 2009 Jan;69(1):6-13.

23. Weinstein SP, Conant EF, Sehgal C. Technical advances in breast ultrasound imaging. Semin Ultrasound CT MR. 2006 Aug;27(4):273-83.

24. Sehgal CM, Weinstein SP, Arger PH, Conant EF. Uma revisão da ultrassonografia mamária. J Mammary Gland Biol Neoplasia. 2006 Apr;11(2):113-23.

25. Amersham Health. Enciclopédia de Imagiologia Médica. http://eu.aershamhealth/com/medcyclopaedia/

26. Clevert DA, Jung EM, Jungius KP, Ertan K, Kubale R. Value of tissue harmonic imaging (THI) and contrast harmonic imaging (CHI) in detection and characterisation of breast tumours. Eur Radiol 2007 ; 17 : 1-10.

27. Rosen EL, Soo MS. Sonografia de lesões mamárias por imagem harmónica de tecidos: melhor análise das margens, conspicuidade e qualidade de imagem em comparação com a ecografia convencional. Clin Imaging. 2001 Nov-Dez;25(6):379-84.

28. Athanasiou A, Balleyguier C. Novas técnicas de ecografia mamária. Imagerie de la Femme. 2007;17(4):247-54.

29. Huber S, Wagner M, Medl M, Czembirek H. Imagens espaciais compostas em tempo real em ultrassom de mama. Ultrasound Med Biol 2002; 28: 155-63.

30. Cha JH, Moon WK, Cho N, Chung SY, Park SH, Park JM, et al. Differentiation of benign from malignant solid breast masses: conventional US versus compound imaging. Radiology 2005;237:841-6.

31. Balu-Maestro C. Bases de l'√©chographie mammaire. Imager ie du sein. Paris: Elsevier-Masson; 2012. p. 101-17.

32. Dickinson RJ, Hill CR. Medição do movimento de tecidos moles usando a correlação entre varreduras A. Ultrasound Med Biol 1982;8(3):263-71.

33. Krouskop TA, Dougherty DR, Vinson FS. Um sistema ultrassónico de Doppler pulsado para efetuar medições não invasivas das propriedades mecânicas dos tecidos moles. J Rehabil Res Dev 1987;24(2):1-8.

34. Ophir J, Cépedes I, Ponnekanti H, Yazdi Y, Li X. Elastography: a quantitative method for imaging the elasticity of biological tissues. Ultrason Imaging 1991;13(2):111-34.

35. Youk JH, Gweon HM, Son EJ. Elastografia por ondas de cisalhamento em ultrassonografia mamária: o estado da arte. Ultrassonografia. 2017 Oct;36(4):300-309. doi: 10.14366/usg.17024.

36. Tristant H, Benmussa M, Bokobsa J, Elbaz P. Variação da mama normal: aspectos mamográficos e ultra-sonográficos. Encycl Méd Chir 1994; 810-G-15.

37. Boisserie-Lacroix M, Hurtevent-Labrot G, Ferron S, Lippa N, Bonnefoi H, Mac Grogan G. Correlação entre imagiologia e classificação molecular dos cancros da mama. Diagn Interv Imaging 2013;94(11):1069-80.

38. Au FW-F, Ghai S, Lu F-I, Moshonov H, Crystal P. Grau histológico e biomarcadores imunohistoquímicos do cancro da mama: correlação com características de ultrassom: grau de cancro da mama e biomarcadores correlacionados com características de ultrassom. J Ultrasound Med 2017;36(9):1883-94.

39. Kobayashi T. Ultrassons de diagnóstico no cancro da mama: análise dos padrões de eco retrotumorais correlacionados com a atenuação sónica pelo tecido conjuntivo canceroso. J Clin Ultrasound 1979;7(6):471-9.

40. Grajo JR, Barr RG. Strain elastography for prediction of breast cancer tumor grades. J Ultrasound Med. 2014 Jan;33(1):129-34.

41. Evans A, Whelehan P, Thomson K, McLean D, Brauer K, Purdie C, et al. Invasive breast cancer: relationship between shear-wave elastographic findings and histologic prognostic factors. Radiology. 2012;263(3):673-7.

42. Jin Y, Fenghua L, Jing D, Yifen G. Características da elastografia de deformação no cancro da mama invasivo: relação entre rigidez e factores patológicos. Int J Clin Exp Med 2017;10(9):13290-13297.

43. Chang JM, Park IA, Lee SH, Kim WH, Bae MS, Koo HR, et al. Rigidez dos tumores medida por elastografia de ondas de cisalhamento correlacionada com subtipos de cancro da mama. Eur Radiol 2013;23(9):2450-8.

44. Durhan G, üztekin PS, únverdi H et al. As Características Histopatológicas e a Microcalcificação Afectam a Elasticidade do Cancro da Mama? J Ultrasound Med. 2017 Jun;36(6):1101-1108.

45. Ganau S, Andreu FJ, Escribano F, et al. Elastografia por ondas de cisalhamento e perfis imunohistoquímicos no cancro da mama invasivo: avaliação dos valores máximos e médios de elasticidade. Eur J Radiol 2015; 84:617-622.

46. Hayashi M, Yamamoto Y et al. Associations Between Elastography Findings and Clinicopathological Factors in Breast Cancer (Associações entre os resultados da elastografia e os factores clínico-patológicos no cancro da mama). Medicine. 2015, 94(50): e2290.

47. Denis M, Gregory A, Bayat M, Fazzio RT, Whaley DH, Ghosh K, Shah S, Fatemi M e Alizad A. Correlacionando a rigidez do tumor com subtipos imuno-histoquímicos de cânceres de mama: valor prognóstico da elastografia de cisalhamento por ultrassom Comb-Push para diferenciar subtipos luminais. PLoS One 2016; 11: e0165003.

48. Romero Q, Bendahl, PO, Fernö M, Grabau D e Borgquist S. Um novo modelo para a avaliação do Ki67 no cancro da mama. Diagn. Pathol. 9, 118 (2014).

49. Galant C, Berlière M, Leconte I, Marbaix E. Novidades nos factores histopronósticos no cancro da mama. Imagerie de la Femme (2010) 20, 9-17.

50. Liu Y, Huang Y, Han J, Wang J, et al. Associação entre a elastografia de ondas de cisalhamento dos parâmetros de quantificação de imagens de tecidos de toque virtual e o status de proliferação de Ki-67 no câncer de mama do tipo luminal. J Ultrasound Med 2018; 00:00-00, 0278-4297.

51. Dominković MD, Ivanac G, Kelava T, Brkljaʃçiʃá B et al. Características elastográficas de cânceres de mama triplos negativos Eur Radiol (2016) 26: 1090-1097. DOI 10.1007/s00330-015-3925-7.

52. Wua T, Lib J, Wanga D, Lenga X, ZhangaL et al. Identificação de uma correlação entre o aspeto sonográfico e o subtipo molecular do cancro da mama invasivo: Uma revisão de 311 casos. Clinical Imaging 53 (2019) 179-185.

53. Wang D, Zhu K, Tian J, Li Z et al. Características clinicopatológicas e ultra-sónicas dos cancros da mama triplo-negativos: Uma comparação com os cancros da mama positivos para os receptores hormonais/receptores do fator de crescimento epidérmico humano-2-negativos. J Ultrasound Med Biol. 2018 maio;44(5):1124-1132.

54. Li Z, Tian J, Wang X, Wang Y, Wang Z, Zhang L, Jing H, Wu T. Diferenças na imagiologia de ultra-sons multimodais entre o cancro da mama triplo negativo e não triplo negativo. Ultrasound Med Biol 2016; 42:882-890

55. Sohn YM, Seo M. Lesões mamárias diagnosticadas por biópsia por agulha grossa guiada por ultrassom: A elastografia por ondas de cisalhamento pode prever a atualização histológica após a cirurgia ou excisão assistida por vácuo? Clinical Imaging 49 (2018) 150-155.

56. Au-Yong IT, Evans AJ, Taneja S, Rakha EA, Green AR, Paish C, et al. Correlações ultrassonográficas com a nova classificação molecular do cancro invasivo. Eur Radiol 2009;19: 2342-8.

57. Van Zelst JCM, Balkenhol M, Tan T, Rutten M, Imhof-Tas M, Bult P, et al. Fenótipos sonográficos de subtipos moleculares de cancro ductal invasivo em ultra-sons 3-D automatizados da mama. Ultrasound Med Biol 2017;43(9):1820-8.

58. Zhang L, Li J, Xiao Y, Cui H, Du G, Wang Y, Li Z, Wu T, Li X, Tian J. Identificação de ultrassom e características clínicas de subtipos moleculares de câncer de mama por decisão de conjunto. Sci Rep. 2015 Jun 5;5:11085.

59. Wu M, Zhong X, Peng Q, Xu M, Huang S, Yuan J, et al. Previsão de subtipos moleculares de cancro da mama utilizando características BI-RADS com base numa abordagem de aprendizagem automática "caixa branca" num cenário de imagiologia multimodal. Eur J Radiol 2019;114:175- 84.

60. Shin HJ, Kim HH, Huh MO, Kim MJ, Yi A, Kim H, et al. Correlação entre os achados mamográficos e ecográficos e os factores de prognóstico em

pacientes com cancro da mama invasivo nódulo-negativo. Br J Radiol 2011;84(997):19-30.

61. Ko ES, Lee BH, Kim H-A, Noh W-C, Kim MS, Lee S-A. Cancro da mama triplenegativo: correlação entre os achados imagiológicos e patológicos. Eur Radiol 2010;20(5):1111-7.

62. Youk JH, Gweon HM, Son EJ, Kim JA, Jeong J. Elastografia por ondas de cisalhamento do cancro da mama invasivo: correlação entre o valor quantitativo da elasticidade média e o perfil imuno-histoquímico. Breast Cancer Res Treat 2013; 138:119-126.

63. Aho M, Irshad A, Ackerman SJ, Lewis M, Leddy R, Pope TL, et al. Correlação das características ecográficas do carcinoma mamário ductal invasivo com a idade, grau do tumor e estado do recetor hormonal. J Clin Ultrasound 2013;41(1):10-7.

64. Krizmanich-Conniff KM, Paramagul C, Patterson SK, Helvie MA, Roubidoux MA, Myles JD, et al. Cancro da mama recetor-negativo triplo: características clínicas de imagem. Am J Roentgenol 2012;199(2):458-64.

65. Yang W-T, Dryden M, Broglio K, Gilcrease M, Dawood S, Dempsey PJ, et al. Mammographic features of triple recetor-negative primary breast cancers in young premenopausal women. Breast Cancer Res Treat 2008;111(3):405-10.

66. Kojima Y, Tsunoda H. Características mamográficas e ecográficas do cancro da mama triplo-negativo. Cancro da Mama 2011;18(3):146-51.

67. Collett K. A basal epithelial phenotype is more frequent in interval breast cancers compared with screen detected tumors. Cancer Epidemiol Biomarkers Prev 2005;14(5):1108-12.

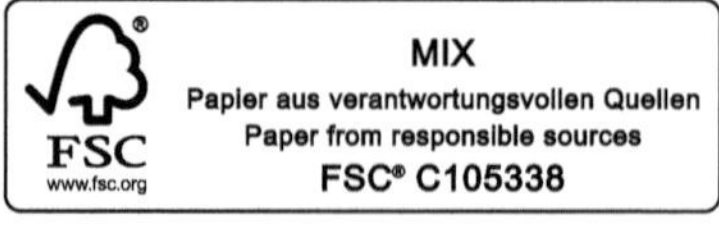

Printed by Books on Demand GmbH, Norderstedt / Germany